# CLEACHTAÍ SÓMACHA DO THOSAITHEOIRÍ

Treoir maidir le strus, Imní, pian coirp agus teannas a mhaolú

**De réir**

**Lyndon S. Vergara**

1

# CÓIPCHEART

# CLÁR ÁBHAIR

# RÉAMHRÁ

## Forbhreathnú ar chleachtaí sómacha

Tá cleachtaí sómacha deartha chun cabhrú leat a bheith níos feasaí ar mhothúcháin, teannas agus strus do choirp. Feidhmíonn na cleachtaí seo chun strus fisiciúil agus mothúchánach a mhaolú trí bhogadh le haird aireach, rud a fhágann go bhfuil soiléireacht mheabhrach agus scíthe níos mó ann. Cuireann siad meicníochtaí cneasaithe bunúsacha an choirp chun cinn, rud a fhágann go bhfuil nasc intinne níos láidre ann. Cabhróidh an leabhar seo le léitheoirí tuiscint a fháil ar conas is féidir le gluaiseachtaí boga, dírithe irmí, pian ainsealach a laghdú, agus serenity inmheánach a chur chun cinn.

Tá cleachtaí sómacha oiriúnach do thosaitheoirí toisc nach n-éilíonn siad neart nó solúbthacht agus ina ionad sin béim a chur ar thairiscintí simplí, dírithe. Mar thoradh ar chleachtas comhsheasmhach thar 14 lá, ní hamháin maolú fisiciúil, ach freisin feabhas a chur ar athléimneacht mhothúchánach agus folláine fhoriomlán. Cibé an bhfuil tú ag iarraidh strus laethúil a laghdú nó téarnamh ó thráma, soláthraíonn cleachtaí sómacha bóthar simplí, éifeachtach chun leighis agus scíthe.

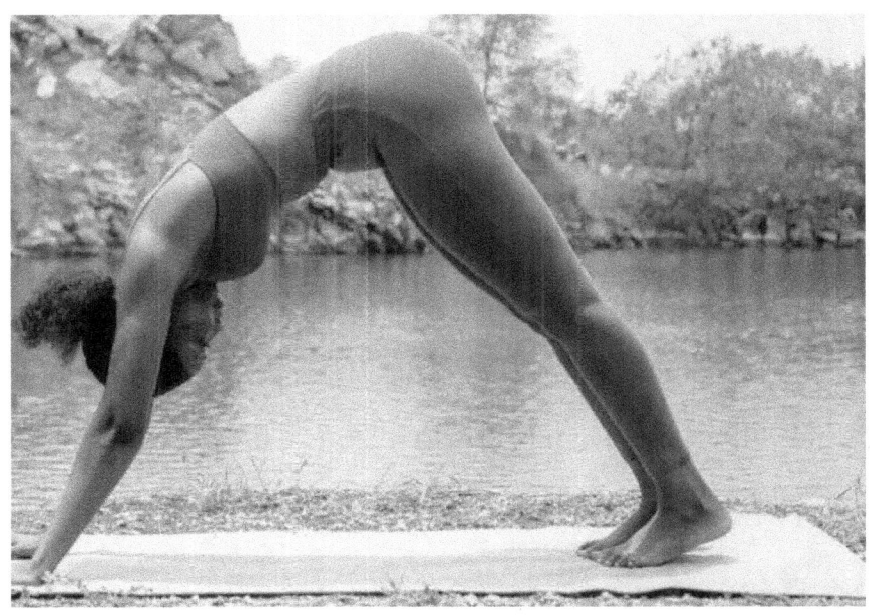

# CAIBIDIL 1: TUISCINT AR AN NASC MIND-BODY

## Feasacht ar an gComhlacht

Is é feasacht an choirp pointe tosaigh an chleachtaidh sómaigh. Tagraíonn sé don chumas mothaithe, gluaiseachtaí agus leibhéil teannais do choirp a thabhairt faoi deara go gníomhach. Mar thús i ngníomhaíochtaí sómacha, is féidir leat feasacht choirp a fháil tuiscint a fháil ar an gcaoi a gcuireann mothúcháin agus strus in iúl go fiseolaíoch, mar shampla matáin aimsir, análú éadomhain, nó míchompord ainsealach. Is é an smaoineamh a fhoghlaim chun éisteacht le do chorp trí thaithí dhíreach, bhraith seachas díreach tuiscint intleachtúil.

Nuair a thosaíonn tú amach ar dtús, b'fhéidir go bhfaighidh tú amach go bhfuil tú scoite ó do chorp, ag díriú an iomarca ar shaincheisteanna seachtracha ar nós imní oibre nó meabhrach. Déanann cleachtaí sómacha iarracht tú a thabhairt ar ais go dtí an nóiméad reatha, rud a ligeann duit comharthaí do choirp a mhothú agus a léirmhíniú. Leis an bhfeasacht seo, is féidir leat aghaidh a thabhairt ar réimsí teannais, mothúcháin a stóráiltear i matáin a scaoileadh, agus mothú socair agus cothromaíochta a fháil ar ais.

## *Conas Feasacht Choirp a Chothú*

### 1. Análú Aireach:

Is cur chuige éasca é díriú ar d'análú chun tús a chur leis. Tabhair aird ar an gcaoi a mbogann do chorp le gach anáil agus easanálú. Más mian leat, an t-ardú agus titim do cófra, aon stiffness bhoilg, agus gluaiseacht anála trí do shrón. Cuidíonn an análú aireach seo leat fanacht san am i láthair agus éisteacht le mothaithe coirp caolchúiseacha.

### 2. Scanadh Coirp:

Is éard atá i gceist leis an gcur chuige seo ná scanadh meabhrach a dhéanamh ar do chorp ar fad, ó cheann go ladhar. Tosaigh trí shuí nó luí síos go compordach. Aistrigh d'fhócas go mall chuig codanna éagsúla de do chorp-do cheann, do ghuaillí, do chliabhrach, do ghéaga, do dhroim, agus do chosa-agus tabhair faoi deara aon mhothúcháin a thagann. An bhfuil do matáin righin, i bpian, nó míchompordach? Cuidíonn scanadh coirp leat eolas a fháil ar an áit a charnann do chorp teannas, rud atá riachtanach le haghaidh scaoileadh sómach.

### 3. Cleachtaí Talún:

Grounding nascann tú leis an domhan agus do mothúcháin coirp atá ann faoi láthair. Bain triail as seasamh gualainn-leithead óna chéile. Athraigh do mheáchan go réidh ó chos amháin go cos eile, ag tabhairt aird ar an gcaoi a bhfreagraíonn do chorp. Dírigh ar an mbraistint a bhaineann le do chosa a dhéanamh, teagmháil a dhéanamh leis an talamh. Cuireann an talamh cobhsaíocht agus eolas ar chothromaíocht an choirp chun cinn, rud atá riachtanach chun mothú bunaithe.

### 4. Teannas vs Scíthe:

Níl a fhios ag go leor tosaitheoirí cé mhéad teannas atá á iompar acu go dtí go maolaíonn siad go gníomhach. Bain triail as tensing agus ansin scaoileadh grúpaí muscle éagsúla, mar shampla do ghualainn, lámha, nó jaw. D'fhéadfá a thabhairt faoi deara conas a chothaíonn do chorp teannas. Múineann foghlaim chun idirdhealú a dhéanamh idir na mothúcháin seo duit conas scíth a ligean go gníomhach i gcásanna struis.

## Cén fáth a bhfuil Cúrsaí Feasachta Coirp

Cuireann an comhlacht in iúl go minic cad a chailleann an intinn. Nuair a fhoghlaimíonn tú mothúcháin agus patrúin teannais a aithint, is féidir leat tosú ag breathnú ar an gcaoi a n-imoibríonn do chorp le mothúcháin ar nós imní, fearg agus brón. Mar shampla, d'fhéadfadh análú éadomhain nó dhorn clenched a bheith mar thoradh ar strus. Cabhraíonn cleachtaí feasachta coirp leat na freagraí coirp seo a scaoileadh, rud a fhágann go bhfuil scíthe mothúchánach agus meabhrach ann.

Le himeacht ama, is féidir le feasacht mhéadaithe coirp cabhrú leat pian, imní agus neamhoird eile a bhainistiú trí léargais a sholáthar ar a gcúiseanna fisiciúla. Comhtháthaíonn cleachtaí sómacha an intinn agus an cholainn, rud a ligeann duit freagairt don saol le héascaíocht agus aireachas níos mó seachas freagairt go neamh-chomhfhiosach do strus.

## Teicnící Análaithe

Tá teicnící análaithe ríthábhachtach i gcleachtaí sómacha toisc go rialaíonn siad an córas néarógach, scíth a ligean ar an intinn, agus feasacht an choirp a mhéadú. Is bealach iontach é foghlaim chun d'anáil a rialú agus a dhoimhniú chun strus a mhaolú, cothromaíocht mhothúchánach a aimsiú, agus do chorp a scíth a ligean.

### Conas a Théann análú i bhfeidhm ar an gComhlacht

Nuair a bhíonn béim nó imní orainn, éiríonn ár n-análú éadomhain agus tapa, rud a fhágann go bhfanfaidh an corp i mód "troid nó eitilt". D'fhéadfadh análú éadomhain mothúcháin scaoll nó imní a ghéarú. Léiríonn análú domhain, tuisceanach, ar an láimh eile, do chorp scíth a ligean trí dhul i ngleic leis an néarchóras parasympathetic, modh "scíthe agus díleá" an choirp. Laghdaíonn sé seo do ráta cuisle, relaxes do matáin, agus soláthraíonn sé tuiscint ar suaimhneas.

I gcleachtaí sómacha, úsáidtear anáil ní hamháin mar ghníomh fisiciúil, ach mar uirlis chun an intinn agus an corp a nascadh. Coinníonn sé tú i láthair na huaire, rud a ligeann duit a bhraitheann níos mó i dteagmháil le do ghluaiseachtaí agus mothaithe.

*Teicnící Análaithe do Thosaitheoirí*

## 1. Análú Scairte (Análú Bolg):

Téann an teicníc bhundúchasach seo i ngleic leis an scairt seachas análú cófra éadomhain, rud a cheadaíonn iontógáil ocsaigine níos doimhne. Seo conas cleachtadh:

- Suigh nó luigh i riocht compordach. Cuir lámh amháin ar do chliabhrach agus an lámh eile ar do bholg.
- Breathe go domhain trí do shrón ar feadh comhaireamh de cheathrar.
- Más mian leat, d'ardú boilg (ba chóir go bhfanfadh do bhrollach go leor fós).
- Breathe go bog trí do liopaí le haghaidh comhaireamh eile de cheithre, breathnú ar do titim bolg.
- Lean ar aghaidh ar feadh 5-10 nóiméad, ag díriú ar ardú agus titim do bolg.

**Buntáistí:** Laghdaíonn análú scairte teannas, méadaíonn sé soláthar ocsaigine do na matáin, agus spreagann sé scíthe.

## 2. Análú Bosca (4-4-4-4 Análú):

Cuidíonn an teicníc seo leis an anáil a rialáil agus tá sé an-chabhrach le linn chuimhneacháin struis.

- Breathe go domhain trí do shrón ar feadh comhaireamh de 4.
- Coinnigh d'anáil ar feadh 4 chomhaireamh.
- Breathe go hiomlán trí do bhéal le haghaidh comhaireamh de cheathrar.
- Coinnigh d'anáil arís ar feadh ceithre scór.
- Déan an timthriall seo arís ceithre nó cúig huaire.

**Buntáistí:** Cothromaíonn bosca análaithe an córas néarógach, laghdaíonn sé imní, agus tugann sé fócas meabhrach.

### 3. Análú Exhale Breisithe:

Leagann an modh seo béim ar easanálú, rud a léiríonn do chorp go bhfuil sé sábháilte scíth a ligean.

- Tosaigh ag análú go mall trí do shrón ar feadh comhaireamh 3.
- Breathe fiú níos moille trí do bhéal ar feadh comhaireamh de 6.
- Is é an sprioc a dhéanamh do exhale dhá uair chomh fada le do ionanálú.

**Buntáistí:** Déanann an cleachtas seo an córas néarógach a mhaolú go domhain agus tá sé thar a bheith éifeachtach le haghaidh imní agus faoiseamh struis.

### 4. Feasacht anála:

Ní éilíonn gach teicníc anála rialú gníomhach. Uaireanta, is é an cleachtadh féin ach a bheith ar an eolas faoi do phatrún análaithe nádúrtha.

- Suigh go compordach agus dún do shúile.
- Dírigh ar d'anáil gan iarracht a dhéanamh é a athrú. Tabhair faoi deara nuair a bhraitheann tú an anáil is láidre, b'fhéidir i do shrón, scornach, nó cófra.
- Breathnaigh ar aon mhothúcháin, teannas, nó éascaíocht sa chorp agus tú ag análú. Tógann an fheasacht shimplí seo nasc le d'anáil agus cabhraíonn sé leat fanacht bunaithe i láthair na huaire.

*Cad atá le déanamh le linn Tréimhsí Aclaíochta*

- Tosaigh le hAnáil: Cuir tús le gach seisiún aclaíochta le cúpla nóiméad d'análú aireach chun d'intinn agus do chorp a réiteach. Ullmhaíonn sé seo duit bogadh níos d'aon ghnó.

- Nasc Anáil le Gluaiseacht: I gcás gach gluaiseachta, déan é a nascadh le d'anáil. Mar shampla, ionanálú agus tú ag ullmhú do ghluaiseacht agus easanálú de réir mar a chomhlánaíonn tú é. Cruthaíonn sé seo rithim ag sileadh a dhéanann do chuid cleachtaí níos aire agus níos éifeachtaí.

- Coigeartaigh an Anáil le haghaidh Scíthe nó Fuinnimh: Má bhraitheann tú aimsir le linn aclaíochta, dírigh ar easanálú níos faide chun cabhrú le teannas a scaoileadh. Má theastaíonn níos mó fuinnimh uait, dírigh ar ionanálaithe doimhne, fiú.

## *Cén fáth a bhfuil tábhacht le teicnící análaithe*

Tá rialú anála níos mó ná feidhmíocht fhisiciúil amháin; baineann sé freisin le do riocht mothúchánach agus meabhrach a rialáil. Tá cleachtaí sómacha fite fuaite leis an análú ós rud é go bhfeidhmíonn sé mar an nasc idir an intinn agus an corp. Cabhróidh máistreacht a fháil ar na teicnící análaithe seo leat strus a laghdú, soiléireacht mheabhrach a fheabhsú, agus do nasc le do chorp a neartú.

Soláthraíonn foghlaim chun análú le hintinn teicníc úsáideach chun déileáil le hábhair imní laethúla agus mothúcháin níos foircní. Fill ar na teicnící seo go minic agus tú ag dul ar aghaidh trí do thuras aclaíochta sómach 14 lá; déanfaidh siad do chleachtas a shaibhriú agus na buntáistí a bhaineann le gach gluaiseacht a dhéanann tú a uasmhéadú.

# CAIBIDIL 2: TEICNÍCÍ BUNAITHE

## Postures Grounding Simplí

Tá teicnící bunaithe tábhachtach i ngníomhaíochtaí sómacha toisc go ndéanann siad tú a athcheangal le do chorp, rud a ligeann duit mothú níos sábháilte agus i láthair. Tá postures grounding simplí oiriúnach do thosaitheoirí toisc go leagann siad béim ar an nasc idir do chorp agus an ithir, ag cur mothú síochána agus cothromaíochta chun cinn.

Is é an smaoineamh grounding a bheith i láthair go hiomlán i do chorp agus i láthair na huaire. Nuair a bhíonn muid faoi strus nó neirbhíseach, bíonn claonadh againn a bheith dícheangailte, caillte inár smaointe nó faoi léigear ag mothúcháin. Ligeann postures grounding duit filleadh ar do chorp, ag soláthar teicníc fíor chun strus a láimhseáil agus soiléireacht mheabhrach a fháil ar ais.

*Príomh-Staidiúir Talún do Thosaitheoirí*

### 1. Pose Sléibhe (Tadasana):

Tá an staidiúir seasamh simplí ach cumhachtach, mar go gcabhraíonn sé leat a bhraitheann cothrom agus dírithe.

- **Conas Cleachtadh:** Seas le do chosa go garbh leithead cromáin óna chéile agus do ghéaga suaimhneach ar do thaobh. Cuir do mheáchan go cothrom ar an dá chos. Smaoinigh ar shreang ag tugging coróin do chinn suas, ag síneadh do spine. Cuir do chosa go daingean sa talamh agus coinnigh solas do choirp uachtair.

- **Cén fáth a n-oibríonn sé:** Cuireann seasamh an tsléibhe cobhsaíocht agus láithreacht chun cinn. Cuidíonn sé leat mothú bunaithe agus ailínithe, go háirithe le linn amanna imní.

## 2. Pose Grounding Ina Suí (Sukhasana):

Cuidíonn suí ar an talamh i suíomh tras-legged nasc láidir a chruthú leis an domhan, a chur chun cinn calma agus scíthe.

- **Conas Cleachtadh:** Cuir tú féin ina suí tras-legged ar dhromchla bog, mar shampla mata Yoga. Cuir do lámha ar do ghlúine, palms facing downward. Dún do shúile agus dírigh ar d'anáil. Más mian leat, do chorp resting i gcoinne an urlár agus lengthens do spine aníos.
- **Cén fáth a n-oibríonn sé:** Tá an staidiúir seo iontach chun feasacht a thabhairt ar an leath íochtarach de do chorp, tú a dhaingniú go talamh, agus d'intinn a mhaolú.

## 3. Fill Ar Aghaidh (Uttanasana):

Cuireann an staidiúir shimplí lúbthachta seo tú trí mhothú fisiciúil agus tá sé foirfe chun teannas a scaoileadh.

- **Conas Cleachtadh:** Cuir do chosa leithead cromáin óna chéile. Fill ar aghaidh go mall ó na cromáin, ag ligean do ghéaga agus do cheann a chrochadh i dtreo na talún. Coinnigh lúb bheag sna glúine chun do dhroim níos ísle a chaomhnú. Dírigh ar an stráice i do hamstrings agus an tarraingt beag ó dhomhantarraingt.
- **Cén fáth a n-oibríonn sé:** Folds Ar aghaidh ní hamháin stráice an comhlacht, ach díríonn siad freisin d'aird síos, is féidir a bhfuil tionchar relaxing, grounding.

## 4. Údar an Linbh (Balasana):

Soláthraíonn an staidiúir mhín, scíthe seo compord agus tuiscint ar chosaint agus tú ag bunú do choirp.

- **Conas Cleachtadh:** Tosaigh ar na ceithre cinn, ansin scaoil do chromáin go mall ar ais i dtreo do shála agus tú ag síneadh do ghéaga amach os do chomhair nó ag cur scíthe orthu ar do thaobh. Lig do forehead teagmháil a dhéanamh leis an domhan. Dírigh ar análú domhain, seasta.
- **Cén fáth a n-oibríonn sé:** Déanann Pose an Linbh go mbraitheann tú tacaíocht agus compordach, rud atá riachtanach don talamh. Ligeann sé duit ceangal leis an talamh agus rialú a chur ar ais.

### 5. Pose Crann (Vrksasana):

Cuidíonn údar crann leat cothromaíocht agus cobhsaíocht a aimsiú, go fisiciúil agus go meabhrach.

- **Conas Cleachtadh:** Seas leis an dá chos le chéile. Athraigh do mheáchan go cos amháin agus tóg an ceann eile de réir a chéile, é a chur i gcoinne do lao istigh nó do thigh (seachain na glúine). Tabhair do lámha chuig do chliabhrach nó sín os do chionn iad. Coinnigh d'iarmhéid trí dhíriú ar láthair ar leith.
- **Cén fáth a n-oibríonn sé:** Feabhsaíonn seasamh crann do chothromaíocht agus aird. Baineann sé tiúchan, a thugann tú amach as do chuid smaointe agus isteach sa nóiméad i láthair.

*Conas Postures Grounding a Ionchorprú i Do Ghnáthamh*

I gcás newbies cosúil leatsa, tá comhsheasmhacht riachtanach. Tosaigh trí staidiúir talún a dhéanamh ar feadh 5-10 nóiméad in aghaidh an lae. Is féidir leat iad a ionchorprú i do ghnáthamh ar maidin chun ton síochánta a bhunú don lá, nó iad a úsáid chun sos a ghlacadh le linn amanna struis. Tabhair aird ar an gcaoi a mbraitheann tú go fisiciúil agus go síceolaíoch mar gheall ar na staidiúir seo. An mbraitheann tú níos gaire do do chorp? Níos cobhsaí nó níos ciúine?

# Cleachtaí Talún Análaithe Tapa

Is cur chuige éifeachtach iad cleachtaí talún análaithe tapa chun an intinn agus an corp a shuaimhniú, go háirithe faoi chásanna struis nó móra. Cuidíonn na cleachtaí seo le novices mothú níos bunúsaí agus i láthair ina gcorp trí dhíriú ar rialú anála. Tá éifeacht díreach ag análú ar an néarchóras, ionas gur féidir leat na teicnící seo a úsáid chun an intinn a chiúiniú go tapa agus brú fisiciúil a mhaolú.

Is éard atá i gceist le talamh le hanáil ná patrúin análaithe áirithe a úsáid chun díriú ar an duine féin san am i láthair, ag nascadh d'fheasacht le do chorp. Seo roinnt teicnící análaithe simplí, cairdiúla do thosaitheoirí chun cabhrú leat tú féin a chur ar an talamh i gceann cúpla nóiméad.

*Cleachtaí Talún Análaithe Tapa do Thosaitheoirí*

1. Teicníc Análaithe 5-5-5: Cuidíonn an teicníc shimplí seo leis an néarchóras a shuaimhniú tríd an ionanálú agus an t-easanálú a leathnú go cothrom, ag cur scíthe agus talún chun cinn.

**Conas Cleachtadh:**

- Suigh nó seas go compordach le do chosa bunaithe ar an urlár.
- Inhale go domhain trí do shrón ar feadh comhaireamh de 5.
- Bain triail as agus coinnigh d'anáil ar feadh comhaireamh 5.

- Exhale go mall trí do bhéal ar feadh comhaireamh de 5.
- Déan an timthriall seo arís ar feadh 2-3 nóiméad, ag díriú ar an gcaoi a mothaíonn d'anáil de réir mar a théann sé isteach agus fágann sé do chorp.

**Cén fáth a n-oibríonn sé:** Tugann an modh seo cothromaíocht do d'anáil agus cabhraíonn sé le d'intinn agus do chorp a choinneáil seasta i chuimhneacháin struis nó imní.

## 2. Teicníc Análaithe 4-7-8:

Ní hamháin go gcabhraíonn an patrún análaithe seo le scíth a ligean ach tugann sé comhartha don chorp dul isteach i stát suaimhneach.

**Conas Cleachtadh:**

- Inhale go domhain trí do shrón ar feadh 4 chomhaireamh.
- Coinnigh d'anáil ar feadh 7 gcomhaireamh.
- Exhale go mall agus go hiomlán trí do bhéal ar feadh 8 comhaireamh.
- Déan an timthriall seo arís 4 huaire ar a laghad.

**Cén fáth a n-oibríonn sé:** Gníomhaíonn an t-easanálú leathnaithe an córas néarógach parasympathetic, ag maolú do chorp agus ag bunú tú i láthair na huaire. Tá an cleachtadh seo thar a bheith éifeachtach má tá tú ag mothú imníoch nó restless.

## 3. Anáil Talún le Comhaireamh:

Tá an cleachtadh seo ar fheabhas do thosaitheoirí toisc go gcuireann sé fócas meabhrach-comhaireamh-a d'fhéadfadh cabhrú leat fanacht i láthair agus seachráin mheabhracha a sheachaint.

**Conas Cleachtadh:**

- Suigh nó seas i riocht suaimhneach.

- Inhale go domhain agus comhaireamh "1" i d'intinn.

- Exhale go hiomlán agus comhaireamh "2."

- Inhale arís agus comhaireamh "3," agus exhale le "4."

- Lean ort ag comhaireamh gach anála, ag díriú ar 10 anáil iomlán.

- Má wanders d'intinn, a thabhairt go réidh d'aird ar ais go dtí do anáil agus an comhaireamh.

**Cén fáth a n-oibríonn sé:** Coinníonn comhaireamh tú dírithe ar an láthair, ag cabhrú leat tiúnáil isteach i mothaithe do choirp agus mothú níos bunúsaí.

### 4. Análú Comhionann (Sama Vritti):

Díríonn an teicníc análaithe yoga-bhunaithe seo ar an ionanálú agus an easanálú a dhéanamh cothrom, cothromaíocht agus socair a chur chun cinn.

**Conas Cleachtadh:**

- Inhale go mall trí do shrón ar feadh 4 chomhaireamh.

- Exhale trí do shrón ar feadh 4 chomhaireamh.

- De réir mar a théann tú ar aghaidh, is féidir leat an fad a mhéadú go 5 nó 6 chomhaireamh do gach anáil.

- Lean ar aghaidh leis an bpatrún seo ar feadh 5-10 nóiméad.

**Cén fáth a n-oibríonn sé:** Cothromaíonn análú comhionann an córas néarógach agus cabhraíonn sé leis an intinn a ailíniú leis an gcomhlacht, rud a fhágann go bhfuil sé níos éasca fanacht bunaithe le linn cásanna dúshlánacha.

### 5. Anáil 3-Chuid (Dirga Pranayama):

Leathnaíonn an teicníc seo do chumas anála agus tugann sé d'fheasacht iomlán ar do phróiseas análaithe.

**Conas Cleachtadh:**

- Suigh go compordach agus cuir lámh amháin ar do bolg agus lámh amháin ar do bhrollach.

- Inhale go domhain, ar dtús líonadh do bolg, ansin do cófra, agus ar deireadh do scamhóga uachtair.

- Exhale go mall, aisiompú an phróisis-an chéad fholmhú na scamhóga uachtair, ansin an cófra, agus ar deireadh an bolg.

- Lean ar aghaidh leis an anáil rithimeach seo ar feadh 5 nóiméad, ag díriú ar ghluaiseacht cosúil le tonn d'anála trí do chorp.

**Cén fáth a n-oibríonn sé**: Cuireann an teicníc anála seo tú ar an eolas go hiomlán faoi shreabhadh an aeir trí do chorp, ag doimhniú do nasc intinne-choirp.

*Cad ba cheart díriú orthu le linn cleachtaí análaithe bunaithe*

- **Feasacht comhlacht a chleachtadh:** trí aird a thabhairt ar an gcaoi a mothaíonn réigiúin éagsúla de do chorp agus tú ag análú. An bhfuil aon bhrú i do ghuaillí, ar ais, nó i do fhód? Dírigh ar an teannas a scaoileadh le gach ionanálú.

- **Timpeallacht:** Tabhair aird ar do thimpeallacht. Más mian leat, do chosa ar an urlár, a chur i na fuaimeanna timpeall ort, agus fiú an teocht an aeir. Cuidíonn an fheasacht amach seo leat fanacht bunaithe ar an nóiméad reatha.

- **Sense of Breath:** Dírigh ar mhothú an anála ag dul isteach agus ag fágáil do choirp. An bhfuil an t-anál fuar agus an t-easanálú te? Cuidíonn an fócas dírithe seo le tú a thabhairt amach as intinn rushing agus talamh tú i do chorp.

## Cén fáth a bhfuil cleachtaí bunaithe análaithe tábhachtach

Tá cleachtaí análaithe bunaithe úsáideach toisc gur féidir iad a dhéanamh ag am ar bith agus ó aon áit. Cibé an bhfuil tú i do shuí ag an obair, ag seasamh ar líne, nó ag ligean scíthe sa leaba, cabhraíonn na straitéisí seo leat tú féin a lárú láithreach agus freagairt struis do choirp a athshocrú. I gcás novices, tá comhsheasmhacht riachtanach. Cabhróidh fiú cúpla nóiméad de chleachtas anála talún in aghaidh an lae leat feabhas a chur ar do chumas fanacht socair agus dírithe i gcásanna struis.

De réir mar a neartaíonn tú do nasc le d'anáil, tabharfaidh tú faoi deara méadú suntasach ar d'athléimneacht mheabhrach agus fhisiciúil. Is bealach simplí ach éifeachtach iad cleachtaí anála bunaithe chun strus, imní agus teannas a bhainistiú.

Cuidíonn staidiúir bunaithe de réir a chéile leat leibhéal níos airde feasachta coirp a thógáil, rud atá riachtanach do chleachtais sómacha. An níos bunúsaí agus i láthair a bhraitheann tú, an níos simplí é chun dul i ngleic le strus, imní, agus suaitheadh mhothúchánach.

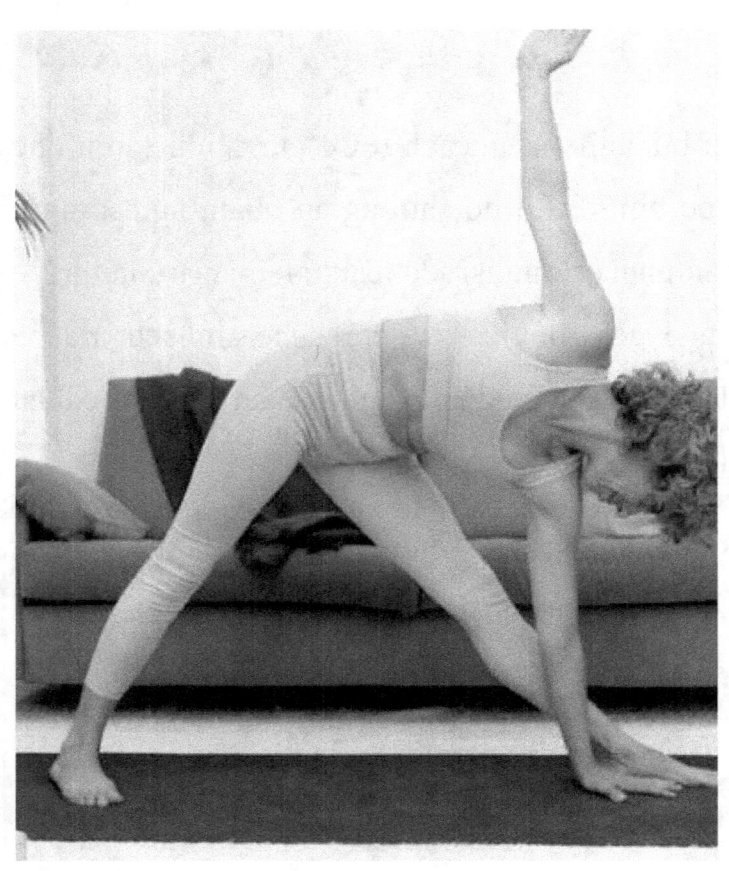

# CAIBIDIL 3: TEANNAS A SCAOILEADH TRÍ GHLUAISEACHT

## Sínte Séimh

Is bealach simplí ach éifeachtach é síneadh chun teannas a laghdú, solúbthacht a mhéadú, agus sláinte ghinearálta a threisiú. Tá stráicí milis an-tairbheach do thosaitheoirí toisc go bhfuil siad simplí a dhéanamh agus nach dteastaíonn mórán oiliúna nó trealamh uathu. San alt seo, breathnóimid ar stráicí éadroma éagsúla a d'fhéadfadh cabhrú leat maolú ar nós agus mothú níos suaimhní agus níos cothroime.

### *Cén fáth Sínte Milis?*

Tá stráicí milis oiriúnach do thosaitheoirí mar gheall ar:

- Scíthe a chur chun cinn: Cabhraíonn gluaiseachtaí malla agus rialaithe leis an néarchóras a shuaimhriú agus strus a laghdú.
- Solúbthacht a Fheabhsú: Is féidir le síneadh rialta feabhas a chur ar do raon gluaisne agus solúbthachta gan brú a chur ar do matáin.
- Cosc a chur ar Ghortú: Síneann milis te suas do matáin agus iad a ullmhú le haghaidh gníomhaíochtaí níos déine, ag laghdú an baol díobhála.
- Teannas Éasca: Díríonn siad ar cheantair ina gcruinníonn teannas go coitianta, mar shampla an muineál, na guaillí, agus ar ais.

### *Bunphrionsabail síneadh milis*

- Téamh Suas Ar dtús: Tosaigh i gcónaí le téamh gairid chun do chuid fola a fháil ag sileadh. D'fhéadfadh sé seo a bheith cúpla nóiméad de ghníomhaíocht éadrom cosúil le siúl nó gluaiseacht mhín.

- Breathe Deeply: Cuidíonn análú domhain, seasta le do chorp scíth a ligean agus is féidir leat síneadh níos éifeachtaí.

- Bog go Mall: Seachain gluaiseachtaí preabtha nó jerking. Sín go mall agus coinnigh gach seasamh chun am a thabhairt do matáin a choigeartú.

- Éist le Do Chorp: Sín go dtí an pointe míchompord éadrom, ní pian. Má mhothaíonn stráice ró-dhian, éascaigh beagán.

## *Sínte Milis do Thosaitheoirí*

Seo roinnt stráicí simplí ar féidir leat tosú leo. Aidhm a shealbhú gach stráice ar feadh thart ar 20-30 soicind agus arís 2-3 huaire.

1. **Stráice Muineál:**

- Suigh nó seas suas díreach le do ghuaillí suaimhneach.

- Tilt do cheann go mall i dtreo do ghualainn dheas, ag mothú stráice milis ar an taobh clé de do mhuineál.

- Coinnigh an stráice, ansin fill go mall ar an suíomh tosaigh agus déan arís ar an taobh clé.

2. **Stráice ghualainn:**

- ❖ Leathnaigh do lámh dheas díreach amach os do chomhair.

- ❖ Bain úsáid as do lámh chlé chun do lámh dheas a tharraingt go réidh trasna do chliabhraigh.

- ❖ Coinnigh an stráice, ansin athraigh airm.

3. **Stráice cófra:**

- ❖ Seas le do chosa leithead ghualainn óna chéile agus do lámha fáiscthe taobh thiar de do dhroim.
- ❖ Tóg do ghéaga go réidh agus oscail do chliabhrach, ag fáisceadh do lanna gualainn le chéile.
- ❖ Coinnigh an stráice agus tú ag análú go domhain.

## 4. Stráice Cúil Uachtarach:
- ❖ Suigh nó seas le do chosa leithead cromáin óna chéile.
- ❖ Cuir isteach do mhéara agus sín amach os do chomhair iad, ag slánú do dhroim uachtair.
- ❖ Coinnigh an stráice, ag mothú an stráice idir do lanna ghualainn.

## 5. Stráice Hamstring:
- ❖ Suigh ar an urlár le cos amháin sínte agus an chos eile lúbtha le haon do chos i gcoinne do thigh istigh.
- ❖ Reach toward your extended leg, do dhroim a choinneáil díreach.
- ❖ Coinnigh an stráice, ansin athraigh na cosa.

## 6. Stráice lao:
- ❖ Seas os comhair balla le do lámha brúite ina choinne.
- ❖ Céim cos amháin ar ais agus brúigh an tsáil isteach san urlár.
- ❖ Coinnigh an stráice, ansin athraigh na cosa.

## 7. Stráice Hip Flexor:

23

- ❖ Kneel ar do ghlúin dheas le do chos chlé os comhair, ag cruthú uillinn 90 céim leis an dá chos.
- ❖ Brúigh do chromáin ar aghaidh go réidh agus coinnigh do dhroim díreach.
- ❖ Coinnigh an stráice, ansin athraigh taobhanna.

## Scaoileadh Teannas Trí Shreabhadh

Is minic a leagann cleachtaí ióga agus sómacha béim ar choincheap an tsreafa, gluaiseacht réidh leanúnach a nascann staidiúir nó gluaiseachtaí éagsúla. Is féidir le tuiscint agus glacadh leis an gcoincheap seo cabhrú le novices feabhas a chur ar a gcumas teannas a scaoileadh agus mothú socair a chothú sa chorp agus san intinn araon. Is éard atá i gceist le gníomhaíochtaí sreabhadh-bhunaithe aistriú gan uaim ó staidiúir amháin go staidiúir eile, rud a fhágann rithim a mhaolaíonn ní hamháin an córas néarógach ach a fheabhsaíonn solúbthacht agus comhordú freisin.

*Na Buntáistí a bhaineann le Gluaiseachtaí Sreabhadhbhunaithe*

1. Feasacht Fheabhsaithe: Cuireann cleachtais sreabhadhbhunaithe aireachas agus feasacht i láthair na huaire chun cinn. De réir mar a théann tú ar aghaidh trí sheicheamh, éiríonn tú níos eolaí ar mhothúcháin, smaointe agus mothúcháin do choirp, as a dtagann féinfheasacht mhéadaithe agus tuiscint níos fearr ar do shláinte fhisiciúil agus mheabhrach.

2. Laghdú Struis: Spreagann gluaiseachtaí sreabhach an córas néarógach parasympathetic, atá freagrach as scíthe agus leighis. Cuireann an gníomhachtú seo bac ar an bhfreagairt struis, ag ísliú leibhéil cortisol agus ag spreagadh socair.

3. Solúbthacht Fheabhsaithe: Cabhraíonn athruithe simplí idir staidiúir le matáin a shíneadh agus a fhadú de réir a chéile. Le himeacht ama, mar thoradh air seo tá

solúbthacht níos fearr agus stiffness matáin laghdaithe, rud a d'fhéadfadh cabhrú le teannas ainsealach agus míchompord.

4. Neart agus Cobhsaíocht Mhéadaithe: Cleachtaí bunaithe ar shreabhadh comhordú éilimh ar ghrúpaí matáin éagsúla, rud a fheabhsaíonn neart agus cobhsaíocht fhoriomlán. Cuidíonn an rannpháirtíocht chothrom seo le gortuithe a sheachaint agus cuireann sé patrúin ghluaiseachta feidhmiúla chun cinn.

## *Tús a chur le Cleachtais Sreabhadhbhunaithe*

- Aimsigh Do Rithim: Tosaigh trí dhíriú ar d'anáil. Inhale agus exhale go domhain, ligean do anáil a ordú do tairiscintí. D'fhéadfadh leathnú nó oscailt a bheith mar thoradh ar gach ionanálú, agus is féidir le gach easanálú scaoileadh nó srian a chur faoi deara. Feidhmíonn an caidreamh rithimeach idir anáil agus gluaiseacht mar bhunús do theicnící sreabhadh-bhunaithe.

- Tosaigh le Seichimh Shimplí: Do thosaitheoirí, tá sé tábhachtach tosú le seichimh bhunúsacha atá éasca a leanúint. Seicheamh coitianta le tosú leis is ea Salutation na Gréine, sraith staidiúir a shreabhann le chéile go réidh:

❖ Mountain Pose (Tadasana): Seas ard le do chosa leithead cromáin óna chéile agus airm ar do thaobh. Talamh trí do chosa agus gabháil do chroí.

❖ Fill Ar Aghaidh (Uttanasana): Hinge ag do chromáin agus fill ar aghaidh, ag ligean do cheann agus do mhuineál scíth a ligean. Lúb do ghlúine beagán más gá.

❖ Ardaitheoir Leathbhealach (Ardha Uttanasana): Tóg do torso leathbhealach suas, le do lámha ar do shins nó pluide, agus lengthen do spine.

❖ Plank Pose (Phalakasana): Céim ar ais isteach i suíomh planc, a choinneáil do chorp i líne dhíreach ó cheann go sála.

❖ Chaturanga Dandasana: Ísligh do chorp leath bealaigh, ag coinneáil do chuid uillinneacha gar do do chuid easnacha.

❖ Madra Os Comhair Aníos (Urdhva Mukha Svanasana): Brúigh trí do lámha chun do bhrollach agus do chromáin a ardú, do chroí a oscailt agus do chorp tosaigh a shíneadh.

❖ Madra Síos-Os comhair (Adho Mukha Svanasana): Tóg do chromáin suas agus ar ais, ag cruthú cruth V inbhéartaithe le do chorp. Brúigh do shála i dtreo an urláir agus scaip do mhéara ar leithead.

- Fill ar Ais go Mountain Pose: De réir a chéile filleadh ar Mountain Pose, tú féin a bhunú agus ullmhú don chéad bhabhta eile.

- Fócas ar Aistrithe Réidh: De réir mar a théann tú ar aghaidh tríd an seicheamh, dírigh ar na haistrithe idir gach údar. In ionad hurrying nó jerking, téigh le haghaidh sreabhadh mall, sreabhach. Samhlaigh go bhfuil do ghluaiseachtaí cosúil le tonn réidh, ag sileadh ó údar amháin go dtí an chéad cheann eile.

- Éist le Do Chorp: Ba chóir go dtiocfadh cleachtais bunaithe ar shreabhadh go nádúrtha agus gan dua. Tabhair aird ar leideanna do choirp agus athraigh do ghníomhartha dá réir. Má bhíonn míchompord nó brú ar bith ort, scíth a ligean agus an seasamh a athrú. Tá sé ríthábhachtach mothú scíthe agus compoird a choinneáil i rith an chleachtais.

- Feasacht Anála a Ionchorprú: Is é d'anáil do phríomhthreoir i gcleachtais sreabhadh-bhunaithe. Sioncrónaigh do ghluaiseachtaí le d'anáil chun rithim sheasta a choinneáil agus do chiall scíthe a dhoimhniú. Bain úsáid as an anáil chun cabhrú leat tú a threorú isteach i ngach staidiúir agus chun aistrithe réidh a éascú.

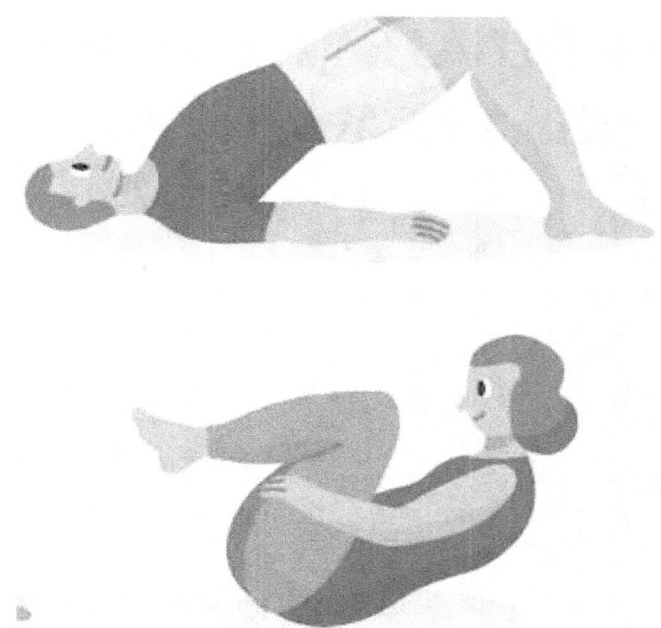

# CAIBIDIL 4: RIALÁIL MHOTHÚCHÁNACH
## Gluaiseachtaí Laghdaithe Struis

Is imoibriú nádúrtha é strus ar chontúirtí nó ionchais a bhraitear a d'fhéadfadh a léiriú go fisiciúil agus go mothúchánach. Nuair a úsáidtear é i modhnóireacht, d'fhéadfadh strus a bheith spreagúil agus oiriúnaitheach araon. Mar sin féin, is féidir le strus fada nó iomarcach fadhbanna sláinte éagsúla a chruthú, lena n-áirítear imní, dúlagar, agus galair fhisiciúla cosúil le brú fola ard agus neamhoird díleácha. Tá bainistíocht éifeachtach struis riachtanach chun folláine mhothúchánach agus fhisiciúil a chaomhnú.

Tá sé mar aidhm ag gluaiseachtaí laghdaithe struis tionchair fhiseolaíocha agus shíceolaíocha an struis a mhaolú. Cuireann na cleachtaí seo scíthe matáin, suaimhneas meabhrach, agus folláine fhoriomlán chun cinn. Is féidir le tairiscintí den sórt sin a ionchorprú i do ghnáthamh laethúil strus a laghdú go mór agus cobhsaíocht mhothúchánach a fheabhsú.

*Príomhphrionsabail na nGluaiseachtaí Laghdaithe Struis*

1. Aireachas agus Láithreacht: Is iad gluaiseachtaí laghdaithe struis is éifeachtaí nuair a chleachtar iad le haireachas. Cuidíonn a bheith i láthair agus aireach ar mhothúcháin do choirp leis an bhfreagairt scíthe a dhoimhniú agus cuireann sé le héifeachtacht na ngluaiseachtaí.
2. Feasacht anála: Is féidir le comhtháthú análaithe comhfhiosach le gluaiseachtaí na buntáistí a bhaineann le strus a mhéadú. Cuidíonn anáil dhomhain mhall leis an néarchóras parasympathetic a ghníomhachtú, scíthe a chur chun cinn agus an fhreagairt struis a laghdú.

3. Gluaiseachtaí Milis agus Rialaithe: Ba chóir go mbeadh gluaiseachtaí laghdaithe struis milis agus rialaithe chun teannas breise a sheachaint. Ba chóir go mbeadh gluaiseachtaí réidh, ag sileadh, agus d'aon ghnó, ag díriú ar mhaolú seachas brú.

*Gluaiseachtaí éifeachtacha laghdaithe struis*

### 1. Stráice Cat-Bó (Marjaryasana-Bitilasa na)

Cuspóir: Cuidíonn an ghluaiseacht seo le teannas a scaoileadh sa chúl agus sa mhuineál, cuireann sé solúbthacht dromlaigh chun cinn, agus spreagann sí feasacht anála.

Conas é a dhéanamh:

- ❖ Tosaigh ar na ceithre cinn le do lámha go díreach faoi do ghuaillí agus do ghlúine faoi do chromáin.
- ❖ Breathe mar a áirse tú do dhroim, ardú do eireaball agus ceann i dtreo an tsíleáil (Cow Pose).
- ❖ Exhale mar bhabhta tú do spine, tucking do smig le do cófra agus a tharraingt do cnaipe bolg i dtreo do spine (Cat Pose).
- ❖ Lean ort ag sreabhadh idir an dá phost seo ar feadh 1-2 nóiméad, ag comhordú d'anáil le gach gluaiseacht.


### 2. Údar an Linbh (Balasana)

Cuspóir: Síneann an t-údar seo an droim, na cromáin agus na pluide go réidh, agus soláthraíonn sé éifeacht mhaolaithe don néarchóras.

Conas é a dhéanamh:

- ❖ Kneel ar an urlár le do bharraicíní móra touching agus glúine óna chéile. Suigh siar ar do shála.

29

❖ Fill ar aghaidh, ag síneadh do ghéaga os do chomhair nó ag cur scíthe orthu le do thaobh, agus lig do mhullach scíth a ligean ar an mata.

❖ Breathe go domhain agus fanacht sa phost seo ar feadh 1-3 nóiméad, ag ligean do chorp a scíth a ligean agus d'intinn a ciúin.

3. **Ina suí ar aghaidh Bend (Paschimottanasana)**

Cuspóir: Síneann an údar seo na hamstrings agus ar ais níos ísle, scíthe a chur chun cinn agus teannas a laghdú.

Conas é a dhéanamh:

❖ Suigh ar an urlár le do chosa sínte díreach os do chomhair.

❖ Inhale agus lengthen do spine, ansin exhale agus huaire ar aghaidh, a bhaint amach i dtreo do chosa nó shins.

❖ Coinnigh an seasamh ar feadh 1-2 nóiméad, ag díriú ar análú domhain agus teannas a scaoileadh le gach easanálú.

4. **Cosa Suas an Pose Balla (Viparita Karani)**

Cuspóir: Cuidíonn an údar aisiríoch seo le strus agus tuirse a laghdú, cúrsaíocht a chur chun cinn, agus teannas sna cosa a mhaolú agus cúl níos ísle.

Conas é a dhéanamh:

❖ Suigh in aice le balla agus luigh ar do dhroim. Swing do chosa suas i gcoinne an bhalla agus a choinneáil do airm relaxed ag do thaobh.

❖ Coigeartaigh do sheasamh ionas go mbeidh do chromáin gar don bhalla agus go leathnaítear do chosa aníos.

❖ Fan sa phost seo ar feadh 5-10 nóiméad, ag díriú ar anáil dhomhain, fiú agus ag ligean do do chorp scíth a ligean go hiomlán.

## 5. Scíthe Muscle Forásach

Cuspóir: Cuidíonn an teicníc seo le teannas fisiciúil a laghdú agus scíthe a chur chun cinn trí tensing córasach agus ansin scíth a ligean grúpaí matáin éagsúla.

Conas é a dhéanamh:

- ❖ Aimsigh suíomh compordach ina suí nó ina luí.
- ❖ Tosaigh le do chosa agus oibrigh do bhealach suas tríd an gcomhlacht, tensing gach grúpa muscle (m.sh., cosa, laonna, pluide, bolg) ar feadh 5-10 soicind agus ansin scaoileadh.
- ❖ Dírigh ar an gcodarsnacht idir teannas agus scíthe, agus tabhair faoi deara conas a mhothaíonn do chorp agus tú ag dul ar aghaidh trí gach grúpa matáin.

# Análú le haghaidh Rialú Mothúchánach

Is próiseas fiseolaíoch bunúsach é análú a chothaíonn ní hamháin an saol ach a chabhraíonn le rialáil mhothúchánach freisin. Is féidir leis an mbealach a análaímid tionchar mór a imirt ar ár staid mhothúchánach, strus agus imní a mhéadú nó síocháin agus cothromaíocht a chothú. Trí theicnící análaithe ar leith a fhoghlaim agus a chleachtadh, is féidir linn ár mothúcháin a bhainistiú agus a rialáil níos fearr.

Is éard atá i gceist le hanálú le haghaidh rialáil mhothúchánach ná patrúin anála d'aon ghnó, comhfhiosach a úsáid chun an córas néaróg uathrialach a athrú, a rialaíonn imoibriú struis ár gcorp. Is féidir le teicnící dírithe ar anáil cabhrú le himní a laghdú, fócas a fheabhsú, agus scíthe agus cobhsaíocht mhothúchánach a chur chun cinn.

*Príomhtheicnící Análaithe le haghaidh Rialú Mothúchánach*

## 1. Análú Scairte (Análú Bhoilg)

Cuspóir: Cuidíonn análú scairte leis an néarchóras parasympathetic a fhostú, rud a chuireann scíthe chun cinn agus a laghdaíonn strus.

Conas é a dhéanamh:

- ❖ Suigh nó luigh síos in áit chompordach. Cuir lámh amháin ar do chliabhrach agus an lámh eile ar do bholg.
- ❖ Inhale go domhain trí do shrón, rud a ligeann do bholg ardú de réir mar a ghluaiseann an scairt síos. Ba chóir go mothódh an lámh ar do bholg an t-ardú, agus ba chóir go bhfanfadh an lámh ar do bhrollach réasúnta fós.
- ❖ Exhale go mall trí do bhéal, ag ligean do bolg titim. Aidhm le haghaidh réidh, fiú exhale.
- ❖ Déan é seo a chleachtadh ar feadh 5-10 nóiméad, ag díriú ar anáil dhomhain, iomlán agus bolg suaimhneach.


## 2. Análú Bosca (Análú Cearnóg)

Cuspóir: Is teicníc análaithe struchtúrtha é análú bosca a chabhraíonn leis an intinn a shuaimhniú, fócas a fheabhsú, agus imní a laghdú.

Conas é a dhéanamh:

- ❖ Suigh nó seas go compordach le do dhroim díreach.
- ❖ Inhale go domhain trí do shrón ar feadh comhaireamh de cheathrar.
- ❖ Coinnigh d'anáil ar feadh ceithre scór.
- ❖ Exhale go mall trí do bhéal ar feadh comhaireamh de cheathrar.
- ❖ Sos agus coinnigh d'anáil do chomhaireamh eile de cheathrar.
- ❖ Déan an timthriall seo arís ar feadh 3-5 nóiméad, ag cothabháil patrún seasta, rithimeach.

### 3. 4-7-8 Análú

Cuspóir: Cuidíonn an teicníc seo le scíthe a chur chun cinn agus strus a bhainistiú tríd an gcéim easanálaithe a leathnú, rud a chuireann tús leis an néarchóras parasympathetic.

Conas é a dhéanamh:

- ❖ Suigh nó luigh síos go compordach.
- ❖ Inhale go ciúin trí do shrón ar feadh comhaireamh de cheathrar.
- ❖ Coinnigh d'anáil ar feadh seacht gcinn.
- ❖ Exhale go hiomlán agus audibly trí do bhéal ar feadh comhaireamh ocht.
- ❖ Comhlánaigh an timthriall seo ar feadh 4-6 bhabhta, ag díriú ar an easanálú leathnaithe chun scíthe a dhoimhniú.

### 4. Análú Nostril Malartach (Nadi Shodhana)

Cuspóir: Cothromaíonn análú malartach nostril an córas néarógach, calms an intinn, agus cuireann sé tuiscint ar chéile agus fócas chun cinn.

Conas é a dhéanamh:

- ❖ Suigh go compordach le do spine díreach agus guaillí relaxed.
- ❖ Ag baint úsáide as do ordóg ceart, dún do nostril ceart.
- ❖ Inhale go domhain agus go mall trí do nostril chlé.
- ❖ Dún do nostril chlé le do mhéar fáinne ceart agus scaoil do nostril ceart.
- ❖ Exhale go mall trí do nostril ceart.
- ❖ Inhale trí do nostril ceart, ansin é a dhúnadh le do ordóg.
- ❖ Scaoil do nostril chlé agus exhale tríd an taobh clé.
- ❖ Lean ar aghaidh leis an timthriall seo ar feadh 5-10 nóiméad, ag coinneáil rithim seasta agus cothrom.

## 5. Anáil Leon (Simhasana)

Cuspóir: Cuidíonn anáil Lion le teannas pent-up a scaoileadh, strus a laghdú, agus soiléireacht mhothúchánach a fheabhsú.

Conas é a dhéanamh:

- ❖ Suigh go compordach le do ghlúine trasnaithe nó cosa sínte os do chomhair.
- ❖ Cuir do lámha ar do ghlúine nó ar do thigh, agus scaip do mhéara ar fud an domhain.
- ❖ Inhale go domhain trí do shrón, agus ansin oscail do bhéal leathan.
- ❖ Bata amach do theanga agus exhale forcefully agus a dhéanamh ar "ha" fuaime.
- ❖ Cuir béim ar scaoileadh anála agus teannas aghaidhe.
- ❖ Déan arís le haghaidh anáil 5-7, ag díriú ar an mbraistint scaoilte agus scíthe.

## *Teicnící Análaithe a Ionchorprú sa Saol Laethúil*

- Cruthaigh Gnáthamh: Comhtháthaigh na cleachtaí análaithe seo i do ghnáthamh laethúil. D'fhéadfá tús a chur le do lá le cúpla nóiméad d'análú scairte nó análú bosca a úsáid le linn cásanna struis.

- Bain úsáid as Teicnící Análaithe de réir mar is gá: Nuair a bhíonn mothúcháin nó strus ardaithe agat, sos chun ceann de na teicnící seo a chleachtadh. Is féidir leis seo cabhrú leat féin a lárú agus do fhreagra mothúchánach a bhainistiú ar bhealach níos éifeachtaí.

- Comhcheangail le Cleachtais Eile: Feabhas a chur ar na buntáistí a bhaineann le teicnící análaithe trí iad a chomhcheangal le cleachtais bhainistíochta struis eile, mar shampla machnamh aireachais, Yoga, nó scíthe muscle forásach.

- Cleachtadh Go Rialta: Feabhsaíonn éifeachtacht na dteicnící análaithe le cleachtas rialta. Cuir am tiomnaithe ar leataobh gach lá chun na teicnící seo a chleachtadh agus tabhair faoi deara conas a fheabhsaíonn do athléimneacht mhothúchánach agus folláine fhoriomlán le himeacht ama.

- Cuir in oiriúint do do Riachtanais: D'fhéadfadh teicnící éagsúla oibriú níos fearr le haghaidh cásanna éagsúla. Bain triail as modhanna éagsúla chun teacht ar an rud is fearr leat agus a oireann do stíl mhaireachtála.

# CAIBIDIL 5: FAOISEAMH PÉINE AGUS IMNÍ

## Díriú ar Phointí Péine Sonracha

Tá sé coitianta a bhraitheann overwhelmed nuair a thagann sé le bainistíocht pian, go háirithe má tá an míchompord ina streachailt ainsealach. Is féidir le pian tionchar diúltach a imirt ar do cháilíocht saoil, beag beann ar a fhoinse, droch-staidiúir, strus leanúnach, nó timpiste. Mar sin féin, cad a tharlódh dá bhféadfá na pointí pian bothersome sin a mhaolú go nádúrtha? Is féidir le cleachtaí sómacha cabhrú leis seo. I gcás novice, is féidir le pointí pian iarbhír a aithint agus a réiteach a bheith claochlaitheach.

A ligean ar dissect sé ar bhealach soiléir agus intuigthe. Ar dtús, coinnigh i gcuimhne gurb é pian modh an chomhlachta chun tú a chur ar an eolas faoi rud éigin a dteastaíonn d'aird uaidh. Tá sé mar aidhm ag cleachtaí sómacha aghaidh a thabhairt ar an dúil sin tríd an gcorp a athailíniú agus an córas néarach a athshocrú go réidh. Ní bhaineann na gluaiseachtaí seo le brú trí phian ach tiúnadh isteach ann. Foghlaimeoidh tú conas éisteacht le do chorp agus, ar a seal, faoiseamh a thabhairt don teannas atá tógtha suas i réimsí ar leith.

*Seo mar a d'fhéadfadh tosaitheoirí nua tosú ag cleachtadh cleachtaí sómacha chun díriú ar na pointí pian is minice a bhíonn acu:*

1. Faoiseamh Péine Muineál agus Gualainn Tá teannas inár nguaillí agus inár muineál, rud a chruthaíonn righneas agus pian. D'fhéadfadh an strus cosúil le meáchan riamh-dar críoch, cibé acu a eascraíonn sé ó staidiúir dona, ag baint úsáide as leictreonaic, nó ag obair ag deasc. Is é an rún do novices an carnadh a scaoileadh sna háiteanna seo le tairiscintí mall, d'aon ghnó.

*Bain triail as an gcleachtadh sómach simplí seo:*

- Má chabhraíonn sé leat díriú, tosaigh trí shuí go compordach agus do shúile a dhúnadh.

- Más mian leat, síneann na matáin i do ghuaillí agus scíth a ligean agus tú á rolladh siar go mall.

- Breathe go nádúrtha agus tú ag bogadh, ag tabhairt aird ar conas a bhraitheann do matáin.

- Tar éis cúpla babhta, cas an tairiscint timpeall agus rolladh do ghuaillí ar aghaidh.

Ní hé an sprioc an ghluaiseacht a chur i bhfeidhm ach feasacht a thabhairt ar an gcaoi a mothaíonn do mhuineál agus do ghuaillí. De réir mar a éiríonn tú níos eolaí, tosóidh tú go nádúrtha ag scaoileadh teannais.


2. Pian Ar ais ÍochtarachIs é an suíomh tipiciúil ina mbailíonn míchompord an cúl níos ísle, a thugtar uaireanta trí theicnící fada suí nó droch-ardú. I gcás novices, tá sé tábhachtach díriú ar chleachtaí éadroma a mhéadaíonn éascaíocht agus solúbthacht sa réimse seo.

*Gluaiseacht mhór tosaithe le haghaidh faoiseamh ar ais níos ísle:*

- Le do chosa cothrom ar an talamh agus do ghlúine lúbtha, luigh cothrom ar do dhroim.

- Inhale go domhain, ansin brúigh go bog do chúl níos ísle isteach san urlár agus tú ag easanálú. Le gach anáil amach, lig dul agus lig do spine scíth a ligean.

- Lig do dhroim níos ísle a áirse go nádúrtha ar shiúl ón urlár ar an ionanálú ina dhiaidh sin, ach chomh fada agus is compordach.

- I gcás roinnt anála, déan an gníomh seo arís go cúramach, ag tabhairt aird ar an gcaoi a n-imoibríonn do dhroim níos ísle.

Cuidíonn an ghluaiseacht seo leis an dromlach a athailíniú agus tugann sé cothromaíocht do na matáin atá teann go minic ó shuí nó seasamh fada.

3. Hip agus Pelvic PéineD'fhéadfadh mínormáltachtaí pelvic nó matáin aimsir a bheith ina chúis le do phian cromáin. Tá seans ar leith ag na daoine a shuíonn ar feadh tréimhsí fada ama an míchompord seo. Tá cleachtaí sómacha a shlógann na hailt cromáin go réidh agus teannas a scaoileadh sna matáin máguaird tairbheach do thosaitheoirí.

***Chun díriú ar phian cromáin:***

➢ Greim a fháil ar chúl do chos le haghaidh tacaíochta, ardaigh glúine amháin i dtreo do chliabhraigh agus tú ar do dhroim.

➢ Más mian leat, gluaiseacht agus rothlú do chomhpháirt cromáin agus tú ag casadh do ghlúin go mall i dtreo amháin.

➢ Tar éis cúpla babhta, droim ar ais an treo agus obair ar an gcos eile.

➢ Tabhair aird ar an gcaoi a mbraitheann do chromáin agus do pheilbheas agus tú ag bogadh, agus coinnigh do ghluaiseachtaí éadrom agus rialaithe.

Tá an ghluaiseacht seo simplí ach éifeachtach, rud a chabhraíonn le déine a scaoileadh sna cromáin agus ar ais níos ísle.

4. Bíonn tionchar ag Teannas Imní-spreagtha ar níos mó ná an intleacht amháin; bíonn sé ina chúis le brú fisiciúil sa chorp freisin. Tá ionadh ar a lán daoine nua a chloisteáil go bhféadfadh a n-imní a bheith ina gcúis le pian dóibh, go háirithe sa bhrollach agus sa bolg. Cabhraíonn cleachtaí sómacha leat an teannas seo a

scaoileadh trí ghluaiseacht d'aon ghnó a úsáid chun do chóras néarógach a sháimhriú.

***Cleachtadh ceannródaíoch chun teannas a bhaineann le himní a mhaolú:***

➢ Luigh ar do dhroim agus cuir do lámha go bog ar do bolg le tosú.

➢ Dún do shúile agus tabhair aird ar d'análú. Más mian leat, d'ardú bolg le gach ionanálú agus descend le gach anáil.

➢ Samhlaigh an teannas i do chorp ag scaipeadh le gach easanálú, ag scaoileadh aon mhaidhmeanna i do bholg nó i do chliabhrach.

➢ Ar feadh roinnt nóiméad, coinnigh ort ag déanamh an chleachtaidh seo agus aird á tabhairt agat ar an gcaoi a mbraitheann gach anáil do chorp.

Leis na cleachtaí éasca le foghlaim seo, is féidir leat díriú ar réimsí pian iarbhír agus do chaidreamh le do chorp a neartú. Feabhsaíonn an teicníc dírithe seo d'fholláine ghinearálta chomh maith le fulaingt fhisiciúil a mhaolú. Meabhraigh go bhfuil an cosán chun maolú pian indibhidiúil agus forásach. Beidh leibhéal níos mó scíthe agus compoird agat sa deireadh má thugann tú aird ar do chorp agus má bhogann tú le fócas.

# Imní a Scaoileadh Trí Tairiscint Mhín

Is féidir le do chorp agus d'intinn tionchar diúltach a imirt ar imní, rud a d'fhéadfadh a bheith cosúil le meáchan trom. Treisíonn sé go minic de réir a chéile, ag táirgeadh mothú aimsir agus míshuaimhneach atá deacair fáil réidh leis. Ar an dea-uair, tá cur chuige éasca ann chun imní ón gcorp a mhaolú trí ghluaiseachtaí sómacha éadroma. Díríonn na cleachtaí seo, i gcodarsnacht leis na cinn níos déine, ar an néarchóras scíth a ligean chun cabhrú leat do chothromaíocht agus do shuaimhneas a fháil ar ais. Tá an modh seo oiriúnach do thosaitheoirí ós rud é go bhfuil sé éadrom, iomasach, agus ní ghlaonn sé ar aon uirlisí speisialaithe nó cumais an-fhorbartha. Dá bhrí sin, conas is féidir le cúnamh soghluaisteachta faoiseamh imní a fháil? Tá imní mar thoradh ar fhreagairt nádúrtha do choirp ar strus, an fhreagairt troid-nó-eitilte. Cé go bhféadfadh an t-imoibriú seo a bheith cabhrach i gcúinsí contúirteacha, déanann a bheith imníoch an t-am ar fad do chorp hypervigilant. Do éadomhain riospráide, do matáin aimsir suas, agus tá d'intinn fós restless. Tríd an timthriall seo a dhruidim, cuidíonn gluaisne mhín le do chóras néarógach aistriú ó imoibríoch go stát sábháilte agus suaimhneach.

## Cumhacht na Gluaiseachta Anála-Nasctha

Tá nascadh do ghluaiseacht le do análaithe ar cheann de na modhanna is fearr chun ligean dul ar imní. Is siomtóim choitianta imní é análú go tapa agus éadomhain, rud a chuireann leis an aimsir agus leis na mothúcháin scaoll. Féadfaidh tú d'análú agus do dhí-strus a rialú ag an am céanna trí ghluaiseachtaí dírithe ar an anáil a chur i bhfeidhm.

### 1. Gluaiseachtaí Malla, Rithimeacha chun an Intinn a Shuaimhniú

Is cosúil go dtarlaíonn gach rud níos tapúla nuair a bhíonn tú imníoch: rásaí do chroí, rásaí d'intinne, agus gheobhaidh tú restless. Trí léiriú don inchinn go bhfuil gach rud go breá, d'fhéadfadh an comhlacht an intinn a spreagadh chun culaith a leanúint trína rúin a mhoilliú.

### 2. An Corp a Thalamh Trí Shíneadh Séimh

Tá sé coitianta le haghaidh imní a dhéanamh bhraitheann tú disengaged ó do chorp. Teicníc den scoth amháin chun tú féin a chur ar an talamh agus do fhócas a chur ar ais chuig an anseo agus anois ná síneadh go réidh. Laghdaíonn an córas néaróg parasympathetic, a spreagtar trí shíneadh, imoibriú troid-nó-eitilte an choirp.

### 3. Siúlóid Aireach

Modh éifeachtach eile chun imní a laghdú trí ghluaiseacht is ea siúl aireach. Is éard atá i gceist leis ná siúl níos moille, a bheith ar an eolas faoi mhothúcháin do choirp, agus do ghluaisne a chomhordú le d'análú. Is teicníc an-suaimhneach é atá oiriúnach do dhaoine nua a d'fhéadfadh a bheith neirbhíseach ina dtost.

## 4. Scíthe Muscle Forásach (PMR)

Ag baint úsáide as an teicníc PMR, tá roinnt grúpaí matáin tensed agus scaoileadh ina dhiaidh sin. Cuidíonn an nós imeachta seo leat fáil réidh le mothaithe néarógacha tríd an difríocht idir teannas agus scíthe a mhúineadh do do chorp.

Is féidir leat do chorp a athoiliúint de réir a chéile chun freagairt do strus ar bhealaí níos fearr trí na tairiscintí simplí seo a chur isteach i do ghnáthamh laethúil. Tá na workouts iontach toisc nach bhfuil siad a ghlacadh a lán ama nó a cheangal ar aon eolas roimh ré. De réir mar a fhaigheann tú níos mó ar do shuaimhneas, is féidir leat méadú de réir a chéile ó phointe tosaigh measartha agus aird a thabhairt ar an gcaoi a mothaíonn do chorp.

Is féidir leat seomra a chruthú le haghaidh síochána agus suaimhneas trí imní a scaoileadh ó do chorp agus smaointe trí ghníomh aireach.

# CAIBIDIL 6: GNÁTHAMH SÓMACH LAETHÚIL A FHORBAIRT LAISTIGH DE 14 LÁ

## Gnáthamh Maidin 10 Nóiméad

Is cosúil gur geallúint mhór é cleachtas sómach rialta a bhunú, ach cad a tharlódh mura dtógfadh sé ach deich nóiméad gach maidin agus tráthnóna? Is féidir leat nós simplí, táirgiúil a chruthú a chabhróidh leat dianbhrú san oíche agus an ton a shocrú don chuid eile de do lá i díreach 14 lá. Is é príomhsprioc an mhodha seo ná do chorp a dhéanamh go maith, rud a sheachnaíonn tú féin a shárú le gníomhaíochtaí deacra nó fada. Le beagán airde, beidh iontas ort cé mhéad is féidir leat a chur i gcrích i cibé méid ama gearr. Is é comhsheasmhacht, ní foirfeacht, an eochair.

Déanaimis scrúdú ar conas na gnáthaimh seo a chruthú agus na buntáistí is féidir leo a thairiscint do do shláinte fhisiciúil agus mheabhrach.

### Gnáthamh na Maidine 10 Nóiméad

Tá an deis agat do chorp a mhúscailt go réidh ar maidin agus dearcadh dearfach a bhunú don lá. Is féidir leat athbheochan do matáin, soothe d'intinn, agus aon stiffness a bhaint as codlata ag lena n-áirítear ach 10 nóiméad de cleachtaí sómacha.

**Seo conas struchtúr a chur ar do ghnáthamh ar maidin:**

- Feasacht ar Thalamh agus Anáil (2 nóiméad)

Tóg suíochán compordach nó seas suas ar dtús. Coinnigh do bolg le lámh amháin agus do bhrollach leis an lámh eile. Breathe go mall agus go domhain, ag ligean do bolg a ardú agus titim le gach anáil isteach agus amach. Cuidíonn an cleachtadh éasca seo leat ullmhú go meabhrach don lá dár gcionn trí do chorp agus d'intinn a dhúiseacht.

- Rollaí Muineál agus Ghualainn (2 nóiméad)

Tá míchompord gualainn agus muineál ag go leor againn nuair a dhúisímid. Tilt do cheann go mall ó thaobh go taobh tar éis rolladh go réidh do ghualainn ar aghaidh agus ar gcúl. Sensate an scaoileadh teannas agus stráice. Coinnigh d'aird ar aon réimsí a bhfuil cuma an-daingean orthu agus tú ag tabhairt aird ar na mothúcháin.

- Twists Spine Milis (3 nóiméad)

Agus tú i do sheasamh nó i do shuí le do chosa trasnaithe, cas do dhroim go mall ar thaobh amháin, agus é á choinneáil ansin ar feadh cúpla anáil sula mbogann tú go dtí an taobh eile. Cuireann na casadh éadrom seo solúbthacht chun cinn agus cabhraíonn siad le do spine a spreagadh. Smaoinigh ar ligean d'aon strus i do thaobh nó níos ísle ar ais de réir mar a chasann tú.

- Stráicí Cos agus Cromáin (3 nóiméad)

Sín do chromáin agus do chosa beagán ag deireadh do ghnáthaimh. D'fhéadfadh sé seo a bheith chomh simplí le filleadh ar aghaidh ó sheasamh, síneann hamstring, nó cos amháin a thabhairt suas go dtí an cófra agus é ina shuí. Cuidíonn an cleachtadh seo le do chorp níos ísle fanacht cothrom agus méadaíonn sé sreabhadh fola.

## An Gnáthamh Tráthnóna 10 Nóiméad

Is é sprioc an tráthnóna ná scíth a ligean agus aon strus a tháinig chun cinn i rith an lae a scaoileadh. D'fhéadfá do chorp agus d'intinn a chiúiniú roimh an leaba le gnáthamh oíche 10 nóiméad a d'fhéadfadh cabhrú leat dul ó lá gnóthach go hoíche suaimhneach.

**Seo conas struchtúr a chur ar do ghnáthamh tráthnóna:**

- Scanadh agus Scíthe Lán-Choirp (2 nóiméad)

43

Luigh síos nó tóg suíochán compordach. Dún do shúile agus ionanálaigh go domhain mar a mhéad uair. Scrúdaigh do chorp go mall, ag obair do bhealach suas go dtí do cheann ó do chosa. Sainaithin aon spotaí aimsir agus iad a scaoileadh d'aon ghnó. Anois an t-am chun ceangal a dhéanamh le mothúcháin deiridh do choirp ar an lá.

- Scíthe Muscle Forásach (3 nóiméad)

Tosaigh trí chonraitheoireacht agus scíth a ligean grúpaí matáin éagsúla. Tóg cúpla céim ar aghaidh, cuir do chosa, agus ansin lig dul. Lean ar aghaidh suas trí do ghéaga, cosa, boilg, cófra, agus aghaidh. Cuidíonn an cleachtadh seo le do chorp a bheith níos suaimhní agus scaoileann sé teannas fisiciúil.

- Cromán agus Stráice Ar Ais Íochtarach (3 nóiméad)

Críochnaíonn go leor acu le cromáin aimsir agus cúl níos ísle ag deireadh an lae. Cuir glúine amháin go bog suas go dtí do chliabhrach agus tú i do luí ar do dhroim, agus coinnigh ansin é ar feadh cúpla anáil. Lean ar aghaidh leis an gcos eile. Méadaíonn an stráice seo raon gluaisne agus maolaíonn sé teannas ar ais níos ísle.

- Análú Mindful agus Ligean Téigh (2 nóiméad)

Breathe go domhain agus mindfully mar a chríochnaíonn tú an gnáthamh. Breathe isteach de réir a chéile trí do shrón, ansin amach trí do bhéal. Dírigh ar ligean don teannas i do chorp agus d'intinn atá tógtha suas i rith an lae agus tú ag análú. Sula dtéann tú a chodladh, lig dul ar gach imní agus gnó neamhchríochnaithe.


## Ag fáil comhlacht-oiriúnach i díreach 14 lá

Is féidir leis na cleachtais thapa, tiubhaithe seo feabhas suntasach a chur ar d'fholláine fhisiciúil agus mhothúchánach má chuireann tú i bhfeidhm iad i do shaol laethúil ar feadh tréimhse 14 lá. Seo conas an t-iompar seo a choinneáil:

- **Cuir Am i Leataobh**

Socraigh sceideal rialta do do dheasghnátha oíche agus maidine. Níl ort ach fráma ama a roghnú a oibríonn duit; ní gá go mbeadh sé dian. Is féidir leat éirí ar maidin nó dul a chodladh díreach roimh an tráthnóna.

- **Tosaigh Beag**

Ná leag béim ar a bheith gan locht i ngach céim. Is é an rud is tábhachtaí a thaispeáint ach suas agus iarracht a dhéanamh do deacra gach lá. Beidh na gluaiseachtaí ag éirí níos iomasach de réir mar a théann an t-am ar aghaidh, agus beidh tú ag mothú níos mó mar chuid den phróiseas.

- **Bí aireach**

Dírigh ar an gcaoi a mothaíonn do chorp le linn gach gluaiseachta. In ionad rushing tríd na cleachtaí, tabhair cead duit féin moilliú. Is é an t-aireachas seo a dhéanann cleachtais sómacha chomh cumhachtach, mar is féidir leat taithí a fháil go fírinneach ar na héifeachtaí ar do chorp.

- **Rianaigh do dhul chun cinn**

Smaoinigh ar iris bheag a choinneáil nuair a thugann tú faoi deara conas a mhothaíonn tú tar éis gach gnáthaimh. Ní hamháin go gcoinneoidh sé seo spreagadh duit ach cabhróidh sé leat a fheiceáil conas a théann na cleachtais 10 nóiméad seo i bhfeidhm go dearfach ar d'fholláine fhoriomlán.

## Scíth Dheireadh an Lae

Tá sé ríthábhachtach ligean do do chorp agus d'intinn éirí as go fírinneach de réir mar a thagann deireadh leis an lá. Cuidíonn teicníc scíthe maith ag deireadh an lae leat dianbhrú, teannas a scaoileadh, agus a bheith réidh le haghaidh oíche mhaith codlata. I gcás novices, ní gá go mbeadh sé deacair nó am-íditheach cleachtas sómach tapa agus éasca a chruthú a chuireann scíthe domhain chun cinn. Go deimhin, is féidir an bealach a ghaoth tú síos tar éis lá hectic a fheabhsú i bhfad trí dedicating cúpla nóiméad a análaithe d'aon ghnó, thoughtful agus gluaiseacht éadrom.

## Cén fáth a bhfuil cúrsaí scíthe ag deireadh an lae

Tógann do chorp teannas ó thionchar fisiciúil, strus, agus deacrachtaí mothúchánacha i rith an lae. Is féidir leis an teannas seo carnadh gan scíthe cuí, rud a d'fhéadfadh dochar a dhéanamh do d'fholláine ghinearálta agus do cháilíocht do chodladh. Trí ghnáthamh dírithe tráthnóna a bhunú, éascaítear aistriú do chórais néarógach ó fholáireamh go stát suaimhneach, rud a chothaíonn codladh aisiríoch.

Is féidir leat a insint do chorp nuair a tá sé in am a scíth a ligean trí dhíriú ar análaithe mall, d'aon ghnó agus gluaiseacht, a oscailt an doras a scíthe as cuimse. I gcás novices, tá sé níos tábhachtaí tairiscintí a aimsiú a chuidíonn le teannas a scaoileadh ná stráicí nó workouts strenuous a dhéanamh.

## Conas Gnáthamh Scíthe Deireadh Lae a Chruthú

Seo treoir céim ar chéim chun cleachtas éifeachtach scíthe deireadh an lae a fhorbairt ar féidir é a chur i gcrích i díreach 10-15 nóiméad. Tá an gnáthamh seo deartha chun an corp a scíth a ligean, an intinn a mhaolú, agus tú a ullmhú le haghaidh oíche suaimhneach.

### 1. Socraigh an Giúmar (1-2 nóiméad)

Tosaigh trí atmaisféar síochánta a chur ar bun. Laghdaigh an ghile, cas ar roinnt ceol suaimhneach, agus aimsigh láthair cluthar nach gcuirfidh tú isteach ort. D'fhonn do chorp agus d'intinn a fháil réidh le haghaidh scíthe, tá sé riachtanach an giúmar a leagan síos. Ina theannta sin, is féidir leat aromas soothing cosúil le chamomile nó lavender a chur leis.

### 2. Grounding agus Centering (2 nóiméad)

Ar dtús, faigh staidiúir chompordach chun suí nó luí síos go compordach. Dún do shúile agus ionanálaigh go domhain go minic. Tabhair aird ar an gcaoi a mbraitheann tú ceangailte leis an domhan, cibé acu is é do leaba nó an t-urlár é. Lig do do chorp fás go trom de réir mar a mhothaíonn tú an tacaíocht faoi. Tá sé in am duit bogadh ón saol lasmuigh isteach i do spás féin.

Coinnigh súil ghéar ar d'análú, agus amharc ar imeachtaí an lae a ligean le gach easanálú. Rud ar bith a d'fhéadfadh a bheith fós ar do chuid smaointe, let go of.

### 3. Teannas a Scaoileadh le Stráicí Milis (4-5 nóiméad)

Chun teannas fisiciúil a scaoileadh, dírigh ar shínte milis a dhíríonn ar cheantair a mbíonn strus laethúil ag cur as dóibh go coitianta, mar shampla an muineál, na guaillí, agus an cúl níos ísle.

- Stráice Muineál:

Leathnaigh taobh do mhuiníl trí do cheann a chlaonadh go réidh ar thaobh amháin. Tar éis cúpla anáil de ghabháltas, lasc taobhanna. Maolaíonn sé seo an brú a chuir tréimhsí fada suí nó oibre ar an muineál.

- Rollaí ghualainn:

Rolla tuisceanach agus mall do ghualainn i gciorcail. Roll iad chun tosaigh cúpla uair, agus ansin iad a rolladh siar ag dul sa treo eile. Le gach gluaiseacht, bhraitheann na matáin i do chúl uachtarach agus muineál scíth a ligean.

- Casadh an Dromlaigh:

Tóg cúpla anáil dhomhain agus rothlaigh do spine go mall ar thaobh amháin agus tú i do shuí nó ina luí síos. Ansin, scaoil an stráice agus déan arís ar an taobh eile. Tá an casadh éasca seo oiriúnach le haghaidh unwinding tar éis lá éilitheach ós rud é go maolaíonn sé strus i do dhroim agus spine níos ísle.

47

- Stráice Cos:

Más mian leat, an brú i do laonna agus pluide agus tú ag leathnú do chosa agus pointe agus flex do chos. De rogha air sin, is féidir leat glúine amháin a ardú chuig do bhrollach agus é a choinneáil ann ar feadh cúpla anáil sula n-íslíonn tú arís é. Cabhraíonn sé seo le teannas a scaoileadh a thógann suas sna cosa agus sna cromáin tar éis suí fada.

## 4. Análú Mindful agus Scanadh Comhlacht (3 nóiméad)

Luigh síos nó suigh go compordach agus dún do shúile. Tosaigh trí dhíriú ar d'anáil. Inhale go domhain trí do shrón, líonadh do scamhóga go hiomlán, agus ansin exhale go mall trí do bhéal. De réir mar a análaíonn tú, tabhair d'fheasacht do gach cuid de do chorp, ag tosú ó do bharraicíní agus ag bogadh suas go barr do chinn.

- De réir mar a scanann tú gach ceantar go meabhrach, tabhair faoi deara an bhfuil aon teannas nó déine ann.
- Le gach easanálú, samhlaigh go bhfuil teannas ag leá, ag fágáil do matáin suaimhneach agus ar a suaimhneas.
- Cuidíonn an análú aireach agus an scanadh coirp seo le d'intinn agus do chorp a shuaimhniú, rud a ligeann duit strus an lae a ligean agus ullmhú le haghaidh codlata.

## 5. Scíthe Muscle Forásach (3 nóiméad)

Is modh éifeachtach é scíthe muscle forásach, nó PMR, chun strus ainsealach a mhaolú. Tosaigh ag tensing grúpa muscle ar leith, mar shampla do lámha nó cosa, é a shealbhú ar feadh tamaill beag, agus ansin lig dul mar exhale tú. Teannas agus scaoileadh gach grúpa muscle mar a bhogann tú ó do chosa go dtí do cheann. Trí do chorp a mhúineadh chun idirdhealú a dhéanamh idir teannas agus scíthe, feabhsóidh an cleachtas seo do chumas dí-strus.

### 6. Dúnadh le Buíochas (1 nóiméad)

Tóg am chun smaoineamh siar ar aon rud a raibh tú buíoch as i rith an lae agus tú ag críochnú do ghnáthamh. Bí buíoch as an gcumas do dhearcadh a athrú ó cheann de theannas go ceann de na meas, go háirithe roimh an leaba. D'fhéadfadh sé seo a bheith rud éigin chomh simplí le comhrá deas a bheith agat, am ciúin a aimsiú, nó fiú cuimhneamh ar aire a thabhairt duit féin.

# CONCLÚID

D'fhoghlaim tú modhanna nua chun nascadh le do chorp agus éifeachtacht cleachtaí sómacha chun pian, strus agus imní a mhaolú i díreach 14 lá. Tá na scileanna is gá agat anois chun aird a thabhairt ar do chorp, ligean do strus, agus tuiscint níos doimhne a fhorbairt a bhuíochas leis na gluaiseachtaí milis seo. Cuimhnigh gur turas leanúnach é seo. Tógann gach cleachtas ar an gceann os a chomhair, ag cabhrú leat a bheith níos feasaí ar do chuid riachtanas agus féin-cinnte i do chumas le haghaidh leighis inmheánach. Lean ort ag análú, ag bogadh, agus ag athbhunú do nasc leat féin. Beidh meas ag d'intinn agus ag do chorp air.